I0787493

# ALBERTO DA SILVA MORAIS NETO


# COVID-19

# E

# O SENTIDO DA VIDA


ARARAQUARA, SP, BRASIL

2021

# DEDICATÓRIA

Dedico este livro à imbecilidade humana que está matando muitas pessoas na pandemia do COVI-19.

Ao mesmo tempo, dedico ao aprendizado que espero tenham as gerações futuras com este livro.

**SOBRE O AUTOR**

Meu nome é Alberto da Silva Morais Neto, nasci em 15 de janeiro de 1972 e moro até hoje em Araraquara, região central do estado de São Paulo. Cursei Letras de 1991 a 1994 no campus da Faculdade de Ciências e Letras, UNESP – Araraquara. Fiz dois cursos de especialização – de 1997 a 1999 - de trezentas e sessenta horas, o primeiro em Literatura, o segundo em Educação (com módulos de Política e Economia). No mesmo campus, de 2000 a 2002 cursei o mestrado em Educação Escolar, o tema estudado foi "O Mal-Estar Docente: uma investigação numa escola da periferia de Araraquara".

Lecionei Língua Portuguesa em escolas estaduais de 1993 a 2007. Depois deste período e de vários acontecimentos e mudanças em minha vida profissional, em dado momento resolvi começar a escrever sobre os temas considerados por mim relevantes: Educação, Língua Portuguesa, Política e temas que refletem sobre o comportamento e o bem-estar humano e consequentemente, da sociedade em que vivemos e, desenvolvi a partir daí o gosto por refletir e filosofar.

Desde agosto de 2015 publico e-books na plataforma Amazon (https://www.amazon.com.br/). Este foi o começo da minha nova atuação, que é vendas online. Atualmente, tenho quatro páginas no facebook que divulgam as minhas atividades de venda online: os e-books da Amazon; produtos da Amakha Paris e sou Parceiro Magalu, tendo uma página específic para Artigos de Pesca em Geral.

Para entrar em contato comigo:

**Facebook:**

https://www.facebook.com/albertodasilvamoraisneto

**E-mail:**

asmnar@gmail.com


**Fone/Whatsapp:**

+55 16 99779-4717

# INTRODUÇÃO:

## A VIDA TEM SENTIDO?

É importante saber se a vida tem sentido? Este será o assunto que vai introduzir este livro. E assunto muito importante, o que será visto e argumentado abaixo.

A vida ter ou não sentido, com certeza, influencia na visão de mundo de cada um. Dependendo da visão de mundo de cada um, é a maneira que cada um se comporta na relação com outras pessoas. E o tipo de relação entre as pessoas determina a sociedade que temos. Por isso, se afirma ser importante saber se a vida tem sentido ou não.

Eu sei que há pessoas que acham difícil entender o raciocínio acima. Ele é difícil mesmo? Não, de forma alguma. Simplesmente, deve-se considerar a razão e a lógica e pensar um pouco; refletir um pouco. Pensar e refletir são hábitos muito importantes na vida. Só comer, beber, trabalhar, divertir-se, lazer e dormir não é viver!! A vida não é só isso!!

A partir disso, perguntamos a nós mesmos: a vida, então, não é só comer, beber, trabalhar, divertir-se, lazer e dormir? Ou é? Por quê? Nós, que nos consideramos seres racionais, deveríamos procurar responder a isso. Esta é a razão deste livro ser escrito. Somos seres racionais? Seres potencialmente racionais? Na verdade, seres irracionais? Ou há na Terra um pouco de todos?

As perguntas acima fazem parte do questionamento "A vida tem sentido?". O sentido da vida é apenas isso? A vida serve apenas para comer, beber, trabalhar, divertir-se, lazer e dormir? Primeira conclusão que podemos ter: se há tempos as pessoas só fazem isso; se fosse bom e correto, estaria dando certo. E está? Segunda conclusão: no mínimo, é aconselhável repensar se a vida é só isso. Quando algo não está dando certo, pensa-se em outra opção.

Mas, para que saber se a vida tem sentido? É simples!! Nós fazemos parte da vida. Então, a vida existe e nós também existimos. Será que alguma coisa que existe não faz sentido? Ou perguntando de outra forma: faz sentido nós e a vida não termos sentido? Se não faz sentido, por que fomos criados, existimos e estamos aqui? Será que existir pode não fazer sentido?

Há pessoas – e muitas – que por considerarem difícil entender a vida e o sentido da vida, afirmam não ter a vida sentido. Há lógica nisso? Nenhuma!! O Universo é enorme; é infinito. Por não entendermos uma coisa, ela não existe e não tem sentido? O Universo existe, tanto que fazemos parte dele; mas ainda não o entendemos. Mas a Ciência está buscando este Conhecimento; e está avançando. Um dia saberemos o que não sabemos hoje. A História é assim.

Registro aqui que escrevo esta INTRODUÇÃO no dia 15/02/2021, em plena pandemia do Coronavírus, e fica claro que a maioria das pessoas não entende o sentido da vida. Uma pandemia grave, na qual muitas pessoas estão morrendo, inclusive pessoas da área de saúde, técnicos em enfermagem, enfermeiros; médicos, dentistas... e mesmo assim, há pessoas que não seguem as orientações.

Muitas destas pessoas têm diploma de curso superior, dizem-se religiosas e outras não têm estudo e não querem estudar. Numa situação como esta – a pior vivida por mim até aqui –, o que justifica uma pessoa não se preocupar com a própria vida? Pior, o que justifica uma pessoa não se preocupar com a vida dos outros? A vida não tem sentido para estas pessoas. Somente isso justifica "o tanto faz se morro ou se fico vivo". Na verdade, estas pessoas são dignas de pena; pois vivem por viver.

Enfim, o estudo e a reflexão contribuem para a busca de respostas, para a busca da Verdade. E esta busca cada vez mais vai esclarecer se a vida tem sentido ou não. O que não faz sentido hoje, fará sentido amanhã. E é muito importante viver de modo a dar sentido à vida.

# CAPÍTULO I:

## FELICIDADE: OMISSÃO? SÓ DIVERSÃO? AÇÃO? AUTOCONHECIMENTO? HÁ RELAÇÃO?

# 1.1 PESSOAS OMISSAS

Este livro começará com o texto que trata de "pessoas omissas", e não é por acaso, e sim devido à importância negativa que tais pessoas têm na sociedade.

Sem querer fazer uma pesquisa detalhada – não é o objetivo -, mas uma pesquisa simples e básica no Dicionário Online Priberam sobre o significado da palavra "omissão", encontra-se:

"o·mis·são

(latim tardio omissio, -onis, do latim omissus, -a, -um, particípio passado de omitto, -ere, omitir)

substantivo feminino

1.Ato ou efeito de omitir ou de se omitir.

2.Aquilo que foi omitido. = FALTA, LACUNA, LAPSO, SILÊNCIO

3.Ausência de ação ou de reação. = INÉRCIA, PASSIVIDADE

4.Ausência de cuidado ou de atenção. = NEGLIGÊNCIA"

"omissão",

in Dicionário Priberam da Língua Portuguesa [em linha], 2008-2021,

https://dicionario.priberam.org/omissão [consultado em 16-02-2021]."

Como já foi escrito acima, na INTRODUÇÃO, não é à toa que o primeiro texto tratará das pessoas omissas. Se nós nos concentrarmos nas definições 3 e 4, entenderemos melhor as consequências da omissão.

Porém, como sempre há aqueles que arranjam desculpa para tudo, algumas situações serão apresentadas e discutidas, argumentadas.

Tem-se por exemplo, cidadãos que são omissos. Cidadão omisso? Como pode isso? Faz tempo que as pessoas reclamam do domínio de poucos sobre a maioria: a injustiça social, que envolve privilégios e vantagens para poucos e exploração e sofrimento para muitos.

Haveria injustiça social se não houvesse pessoas omissas? A maioria é omissa, reclama, mas não faz nada; muitos nem cumprem deveres básicos como conviver bem com as pessoas e votar em candidatos que serão bons para a sociedade. Exemplos disso são a eleição de Donald Trump nos Estados Unidos da América e de Bolsonaro no Brasil. Como alguém minimamente sensato, inteligente e preocupado com o bem-estar de todos pode votar em alguém assim?

E não para por aí. Há as pessoas que se dizem cristãs. Muitas vão à igreja todos os dias; outras vão ao centro espírita todos os dias; outras, de outras religiões e, todas elas se intitulam pessoas de bem, mas, na prática, não vivem o "Amai-vos uns aos outros", princípio básico de todas doutrinas religiosas. São ou não são pessoas omissas? Vivem na teoria apenas. E a prática?

Considero muito importante tratar do COVID-19, pandemia que estamos vivendo desde 2020 e que tratarei num capítulo específico. A pandemia envolve tudo o que foi tratado acima: a omissão em relação à justiça social e a omissão em relação a "amai-vos uns aos outros".

Muitas pessoas estão morrendo no mundo todo, em países da África, Ásia, da Europa, da América, da Oceania. E o governo atual nada faz. E há pessoas que aplaudem o governo e dizem que ele é bom. Bom para quem?

Tal situação envolve falta de Conhecimento? Falta de caráter? Tanto não contribuir para a justiça social, como não contribuir para o "amai-vos uns aos outros" é indício das duas características. E omissão por não buscar o melhor para si e para os outros.

Enfim, a omissão é uma das características muito negativas da sociedade atual, talvez a característica mais negativa, pois se relaciona diretamente com o egoísmo, o mal por excelência. Espero sinceramente que as gerações futuras não sejam omissas, pois esta característica é catastrófica.

## 1.2 PESSOAS QUE SÓ SE DIVERTEM

Considero importante tratar aqui neste livro das pessoas que "só" se divertem; "só" no sentido de "apenas"; pessoas que apenas se divertem.

Divertir-se é bom? Claro que é. Eu adoro dançar e, principalmente com uma mulher que sabe dançar. Há mulheres com quem eu dançava, que faziam parecer aquele momento mágico e único; mas estamos numa pandemia e, eu respeitando as regras de isolamento.

Gosto de me divertir; o lazer é necessário, mas a vida não é só se divertir; não é apenas lazer. Ou é? O sentido da vida é apenas divertir-se? Será a vida tão pequena? Conheço pessoas que apenas viajavam; outras apenas dançavam...

Alguns tentam se justificar: "Ah, mas são pessoas aposentadas, que trabalharam muito na vida". Então, o sentido da vida é trabalhar muito e depois que se aposentar, divertir-se bastante? Seriamente, alguém acredita nisso? Ou vive assim, porque não consegue outra explicação?

Será que nós existimos apenas para trabalhar muito e depois nos divertirmos muito? Alguém nos criou apenas para trabalharmos e nos divertirmos?Mas, agora que estamos na época da pandemia, não podemos nem nos divertirmos e nem trabalharmos, como fazíamos. E aí? Complicou!! Como explicar? Qual o sentido de trabalhar?Qual o sentido de se divertir? Qual o sentido do COVID-19?

Estamos passando por um momento muito difícil – escrevo este texto no dia 16/2/2021 -; muitas pessoas estão morrendo, e ainda há muitos se divertindo. São seres idiotas e medíocres!! Não podem de modo algum ser pessoas boas. Além de profundamente ignorantes, porque não buscam Conhecimento, mostram muita crueldade, porque ainda estão se divertindo, saindo, passeando, dançando, fazendo churrasco, fazendo aglomerações, enfim.

Então, qual o sentido da vida? Será que estas pessoas que "só" se divertem, podem responder? Saberão elas responder por que vão à igreja, ao centro espírita ou a qualquer templo religioso? Saberão responder por que frequentaram a escola e alguns, inclusive curso superior? Repito: divertir é importante, eu também gosto e considero necessário; mas, a vida é "só" se divertir?

O que uma pessoa que apenas se diverte, inclusive numa época de pandemia está mostrando para nós? Só é possível concluir que uma pessoa assim não entende o sentido da vida, mas, bem pior que isso, mostra que não há preocupação com a vida humana, nem da própria pessoa e muito menos com a dos outros.

Enfim, quem apenas se diverte demonstra que não possui preocupação com o semelhante e se for cristão, está bem longe do "amai-vos uns aos outros" ensinado por Jesus.

## 1.3 PESSOAS QUE AGEM

Importa também tratar de "pessoas que agem", que basicamente é o contrário de "pessoas omissas", mas é necessário desenvolver o assunto, argumentar e exemplificar, o que será feito abaixo.

Pessoas que agem serão pessoas que frequentem a academia? Serão as pessoas que andam quilômetros de bicicleta? Será que alguém imagina Aristóteles, Jesus, Marx, Darwin ou Freud fazendo academia? Não estou afirmando que atividade física não seja necessária. Eu mesmo já fiz e faço. Gosto de dançar e de nadar, por exemplo. Mas a vida não é apenas atividade física.

Quase ninguém considera que seja importante exercitar o cérebro e as virtudes. A maioria se esquece disso, mesmo as pessoas que se dizem "de bem" e que têm uma religião. Aliás, quantas pessoas saberão responder o que são virtudes? Quantas pessoas saberão fazer um texto simples de dez linhas sobre a importância das virtudes?

E não argumentem ingenuamente que no passado não havia academias. Podia não haver como são atualmente; mas saibam que na Grécia Clássica havia Academias melhores que muitas universidades que existem hoje em dia.

O que é agir então? Já foram citados acima algumas pessoas que "agiram" quando aqui estavam. Não foram citados à toa. Para citar apenas alguns: Aristóteles, Jesus, Marx, Darwin, Freud. Há muitos outros, anteriormente a Aristóteles e posteriormente a Freud. As pessoas citadas, por acaso homens, porque também há mulheres, "agiram" porque contribuíram de algum modo para a vida ser melhor e mais justa.

Aristóteles é até hoje um dos maiores filósofos, que influi muito ainda no pensamento moderno. Jesus, considerado por mim, com base em argumentos, o maior de todos os filósofos e psicólogos, simplesmente foi tão importante que a História é dividida em a.C (antes de Cristo) e d.C (depois de Cristo). Marx, muito criticado, mas pouco estudado, contribuiu muito para o entendimento da situação e dos porquês de classes sociais. Normalmente, quem o critica nunca estudou as publicações dele ou é capitalista e Marx vai na contra mão destes interesses. Darwin, que era muito cauteloso nas análises e conclusões – características de um cientista sério – contribuiu muito com a Lei da Evolução e Seleção Natural entre as Espécies. E Freud – também muito sério cientificamente – criou a psicanálise e contribuiu muito para o tratamento de pacientes com psicose.

     E nós? Você e eu? Nós contribuímos para quê? Há ações de nossa parte? Ações que têm qual objetivo? Nós agimos? Ou fingimos que agimos? Lembremos dos exemplos da História!! Podemos imaginar os vultos da humanidade citados vivendo a pandemia despreocupadamente? Podemos imaginá-los indo a festas em plena pandemia? Será que eles iriam estudar e pesquisar para entender melhor e encontrar soluções? Estariam eles preocupados com a vida das outras pessoas? Ou apenas em satisfazer os desejos egoístas e momentâneos?

     Enfim, "agir" é a única maneira de melhorar a situação. E as crises servem de treino para que as pessoas aprendam a agir. Vamos refletir nisso!!

# 1.4 RELAÇÃO ENTRE
## OMISSÃO; SÓ DIVERSÃO; AÇÃO
## E AUTOCONHECIMENTO

Considero este texto muito importante, pois tratará da relação entre os textos anteriores e a relação deles com o Autoconhecimento.

É preciso começar com as perguntas: quem colabora para o bem-estar da sociedade, para a justiça social: o cidadão omisso, o cidadão que só se diverte; o cidadão que age? E o Autoconhecimento, o Conhecimento de si mesmo contribui para isso? Contribui para o Autoconhecimento estudar e sempre adquirir Conhecimento?

Uma pessoa omissa não pode ter Conhecimento; Conhecimento não se relaciona com omissão. Alguns podem dizer: "Ah, mas eu conheço alguém que é doutor e é omisso." Ter diploma não significa que tem Conhecimento. Sempre gosto de enfatizar isso, sempre insisto nisso. Ter informação é bem diferente de ter Conhecimento. E normalmente pessoas omissas e pessoas com Conhecimento não são amigas inseparáveis. Podem, sim, se conhecerem e se relacionarem socialmente; mas, os afins se reúnem naturalmente. E estas pessoas não são afins.

O mesmo raciocínio vale para as pessoas que só se divertem, as quais muitas vezes – talvez na maioria das vezes - são omissas, mas há aquelas que até opinam sobre assuntos sérios, como Política, Educação, Economia... Mas elas só se divertem, qual o tempo que elas arrumam para estudar estes assuntos? Pesquisam no Google? Ouvem jornais na televisão? No rádio? São opiniões confiáveis? Ou são opiniões direcionadas para defender determinados interesses?

Não se quer dizer que se deve apenas estudar e nunca se divertir. Eu gosto de me divertir e estudo também. Mas, quero enfatizar que Estudo e Aquisição de Conhecimento é um processo; implica tempo, anos; não é de uma hora para outra. E há quem "ache" que de repente ficou especialista em Política por ver comentários no Facebook.

Existem felizmente "as pessoas que agem"; são aquelas que fazem a História acontecer; são as responsáveis pelas invenções, como a lâmpada, o telefone, o computador, o smartphone. Também há aquelas que lutaram e lutam pelos direitos sociais, pelo direito ao voto – que já se tem, mas não se valoriza -, enfim, são pessoas que querem o bem-estar social, sabem que devem contribuir para isso e contribuem. Não são como os hipócritas, que apenas falam e escrevem, mas ficam "esperando".

Há pessoas como Jesus, que viveram para o bem-estar dos outros; ele vivia para os outros; nunca viveu para ele. Não estou tratando de religião, até porque Jesus nunca ensinou qualquer religião; ele ensinou "Amai-vos uns aos outros" e dividiu a História em a.C (antes de Cristo) e d.C. (depois de Cristo). Se considerarmos – e deve ser considerado – o fato de Jesus ter vivido para os outros e de ser uma referência para divisão da História, será que Ele, Jesus, deve ser estudado e considerado importante na História? É para se pensar!!

Como eu já escrevi, há muitas outras pessoas que foram importantes para a História, pessoas que agiram e contribuíram para que a sociedade evoluísse e melhorasse. E todas estas pessoas tinham Conhecimento – nem sempre diploma -, mas eram pessoas que buscavam entender e conhecer, para assim poder resolver.

Então, quem não busca entender nem busca conhecer poderá ser algum dia importante na História? Será este tipo de pessoa conhecida na História? Com certeza poderá ser conhecida como "uma pessoa que nunca contribuiu para nada", a não ser que tenha contribuído para a eleição de Bolsonaro, o pior presidente do Brasil e, com certeza, um dos piores do mundo, se não o pior. E também pode ter contribuído para que o Coronavírus fosse conhecido como "uma gripezinha" e tenha assim matado muita gente que não via perigo nele, por causa destas pessoas.

Pode-se pensar também: é melhor e mais agradável ter amizade e conversar com alguém omisso, com alguém que só se diverte, com alguém que age ou com alguém que tem Conhecimento? Ou alguém que age e tem Conhecimento? Seja sincero(a) e considere a confiança, o respeito e a amizade para a vida toda; além de alguém com que você pode contar para ajudar em problemas pessoais ou sócias. A reflexão é boa.

Portanto, reflita se é melhor ser alguém omisso; alguém que só se diverte; alguém que age, e reflita também na importância do Estudo e do Autoconhecimento para isso, para você e para a sociedade.

# CAPÍTULO II


# O SER HUMANO É UM ANIMAL IRRACIONAL:


# COVID-19

## 2.1 RESUMO DO QUE É COVID-19

Necessário escrever sobre o COVID-19, pois estamos no mundo todo vivendo uma pandemia muito séria e muitos ainda não se conscientizaram da necessidade de mudar hábitos para salvar vidas.

Sinceramente acho muito difícil definir as pessoas que estão se comportando contrariamente às orientações de órgãos de saúde. Mas vou tentar escrever o que observo e sinto: pessoas extremamente ignorantes; pessoas maldosas; pessoas cruéis; imbecis; idiotas. Mesmo assim, não entendo. Para não ligarem para própria vida, também devem ter problemas psicológicos e mentais.

Fica o relato deste livro para que as próximas gerações estudem nossa sociedade e tentem concluir por que tamanha imbecilidade. Torço para que aprendam conosco e não cometam os mesmos erros.

Vou citar alguns órgãos online que tratam do COVID-19:

A rede social conhecida como Facebook, a de que mais gosto e é acessada por muitas pessoas, possui um link com informações sobre o COVID-19, que são atualizadas sempre que necessário:

https://www.facebook.com/coronavirus_info/?page_source=bookmark        [Acessado dia 17/2/2021]

Na "Central de Informações sobre o Coronavírus", endereço acima do Facebook, também há indicações de outros órgãos sobre o assunto, como:

https://coronavirus.saude.gov.br Acessado dia 17/2/2021]

**O que é COVID-19**

"Os coronavírus são uma grande família de vírus comuns em muitas espécies diferentes de animais, incluindo camelos, gado, gatos e morcegos. Raramente, os coronavírus que infectam animais podem infectar pessoas, como exemplo do MERS-CoV e SARS-CoV. Recentemente, em dezembro de 2019, houve a transmissão de um novo coronavírus (SARS-CoV-2), o qual foi identificado em Wuhan na China e causou a COVID-19, sendo em seguida disseminada e transmitida pessoa a pessoa.

A COVID-19 é uma doença causada pelo coronavírus, denominado SARS-CoV-2, que apresenta um espectro clínico variando de infecções assintomáticas a quadros graves. De acordo com a Organização Mundial de Saúde, a maioria (cerca de 80%) dos pacientes com COVID-19 podem ser assintomáticos ou oligossintomáticos (poucos sintomas), e aproximadamente 20% dos casos detectados requer atendimento hospitalar por apresentarem dificuldade respiratória, dos quais aproximadamente 5% podem necessitar de suporte ventilatório."

https://coronavirus.saude.gov.br/sobre-a-doenca#o-que-e-covid [Acessado dia 17/2/2021]


Há também o link intitulado:


**Como é transmitido**

"A transmissão acontece de uma pessoa doente para outra ou por contato próximo por meio de:


Toque do aperto de mão contaminadas;

Gotículas de saliva;

Espirro;

Tosse;

Catarro;

Objetos ou superfícies contaminadas, como celulares, mesas, talheres, maçanetas, brinquedos, teclados de computador etc."

https://www.facebook.com/coronavirus_info/?page_source=bookmark [Acessado dia 17/2/2021]

E muitos outros órgãos divulgam os cuidados que se devem ter. Mas há pessoas que ainda se aglomeram e não estão se importando. Como defini-las? No início do texto tentei, mas não consigo.

As recomendações básicas são para não haver aglomerações, usar máscara quando tiver de sair, manter distanciamento de uma pessoa para outra e lavar bem as mãos.

Mas, há quem não faça isso, e são muitos. Por isso, vivemos hoje, 17/2/2021 uma pandemia grave, na qual todos os dias estão morrendo pessoas, inclusive da área de saúde, médicos, enfermeiros, técnicos em enfermagem, dentistas e outros profissionais.

Enfim, como entender uma espécie que se classifica como "Homo Sapiens" e age desse modo irracional?

## 2.2 QUAIS AS REGRAS A SEGUIR?

Este texto se destina a mostrar que há regras a seguir no momento pelo qual passamos, a pandemia.

O principal objetivo é destacar que mesmo havendo regras, se há pessoas que não as seguem, de nada adianta, Por isso, são necessárias duas coisas: a Educação e a responsabilização por prejudicar a maioria das pessoas.

No seguinte endereço há recomendações:

https://coronavirus.saude.gov.br/sobre-a-doenca#como-se-proteger [Acessado dia 17/2/2021]

**Como se proteger**

"As recomendações de prevenção à COVID-19 são as seguintes:

- Lave com frequência as mãos até a altura dos punhos, com água e sabão, ou então higienize com álcool em gel 70%. Essa frequência deve ser ampliada quando estiver em algum ambiente público (ambientes de trabalho, prédios e instalações comerciais, etc), quando utilizar estrutura de transporte público ou tocar superfícies e objetos de uso compartilhado.

- Ao tossir ou espirrar, cubra nariz e boca com lenço ou com a parte interna do cotovelo.

- Não tocar olhos, nariz, boca ou a máscara de proteção fácil com as mãos não higienizadas.

- Se tocar olhos, nariz, boca ou a máscara, higienize sempre as mãos como já indicado.

- Mantenha distância mínima de 1 (um) metro entre pessoas em lugares públicos e de convívio social. Evite abraços, beijos e apertos de mãos. Adote um comportamento amigável sem contato físico, mas sempre com um sorriso no rosto.

- Higienize com frequência o celular, brinquedos das crianças e outro objetos que são utilizados com frequência.

- Não compartilhe objetos de uso pessoal como talheres, toalhas, pratos e copos.

- Mantenha os ambientes limpos e bem ventilados.

- Se estiver doente, evite contato próximo com outras pessoas, principalmente idosos e doentes crônicos, busque orientação pelos canais on-line disponibilizados pelo SUS ou atendimento nos serviços de saúde e siga as recomendações do profissional de saúde.

- Durma bem e tenha uma alimentação saudável.

- Recomenda-se a utilização de máscaras em todos os ambientes. As máscaras de tecido (caseiras/artesanais), não são Equipamentos de Proteção Individual (EPI), mas podem funcionar como uma barreira física, em especial contra a saída de gotículas potencialmente contaminadas."

Orientações há e se fossem seguidas, a pandemia não estaria completando por vota de um ano. Por que ainda estamos vivendo a pandemia e cada vez está piorando? Simples. Falta conscientização da necessidade de mudança de hábitos.

Enfim, mais um registro da imbecilidade humana até o dia 17/2/2021 – imbecilidade que provavelmente vai permanecer por algum tempo – porque a nossa sociedade não aprendeu a seguir regras e que elas são necessárias para o bem-estar de todos.

## 2.3 AS PESSOAS, O COVID-19 E AS REGRAS

Este texto tratará da relação entre as pessoas, o COVID-19 e as regras a seguir. Serão feitas reflexões sobre esta relação.

Repito mais uma vez – e vou repetir o livro todo - que o grave problema que causa a pandemia são... Adivinhem? As pessoas. Hoje, dia 18/2/21, eu acordei; liguei o Smartphone, acessei o Facebook e vi notícias de novas mortes.

Veio um rapaz consertar o fogão em casa e estava contando que ele tinha um amigo, que era novo, fazia academia; palavras dele: "era um touro". Faleceu de COVID-19.

Há pessoas que vão dançar e postam vídeos no Facebook e no Twitter. Pessoas que se reúnem, mesmo que sejam reuniões familiares, estão se aglomerando e mortes acontecendo. Estas pessoas não estão fazendo o Isolamento recomendado; então, contraem o vírus e depois transmitem aos familiares. É um raciocínio matemático.

São inteligentes estas pessoas? De forma alguma. Estão bem longe disso. Quem é inteligente, estuda, busca informações e respeita orientações científicas e sérias. Quem tenta contornar as regras e orientações, quem tenta "dar um jeitinho", mostra no mínimo, irresponsabilidade.

Lembrei logo cedo que havia pessoas – todos ignorantes e muito mal-informados – que afirmavam ser o Coronavírus uma manobra para derrubar o governo do Bolsonaro. Como se ele próprio já não fizesse isso. Estas pessoas, com certeza, contribuíram para o alastramento da pandemia, pois muitas delas tinham admiradores. Imaginem o tipo de admiradores. Pela lógica, quem admira, possui afinidade com a pessoa admirada.

Hoje eu estava pensando "Onde estão estas pessoas?"; sumiram. Pessoas que questionavam professores e cientistas. Alguns ainda questionam. Que tipo de pessoa faz isso? Ou é profundamente ignorante ou profundamente egoísta e orgulhoso. Sempre escrevo e falo: Não há justiça social em nossa sociedade por causa disso.

A relação entre pessoas, covid-19 e as regras a seguir poderiam ser harmoniosas – exatamente esta palavra -; mas, as pessoas são justamente quem desarmoniza a natureza de vários modos. Querendo ou não, um vírus faz parte da natureza. A questão – e uma questão lógica – é que se são oferecidas ao vírus condições para que ele sobreviva, sofra mutações e se prolifere, isso acontece naturalmente. Adivinhem quem são os culpados por isso?

O interessante é que pouquíssimas são as pessoas que ajudaram a eleger o Bolsonaro – péssima influência na pandemia – que admitem que erraram. A maioria fica bem quieta e alguns ainda o defendem, inclusive, querem a reeleição do governo. Piada!! Podem ser chamadas estas pessoas de cidadãos? Contribuem de alguma forma para o bem-estar social?

Enfim, a questão, o problema podem variar e acontecer em qualquer época e situação, mas se as pessoas não mudarem a maneira de pensar, se não mudarem o comportamento, as atitudes e os relacionamentos e o objetivo dos relacionamentos, nada vai mudar.

## 2.4 CONCLUSÃO TRISTE E DESANIMADORA

Normalmente, faço uma conclusão apenas para o livro; mas o Capítulo II terá uma Conclusão, para enfatizar a imbecilidade de muitas pessoas que contribuíram e contribuem para que a pandemia tenha chegado no estado que chegou.

Somos mesmo "Homo Sapiens"? Alguns são; outros, não. E tudo sugere que a maioria não seja. Por quê? Como posso afirmar isso? Se a maioria estivesse interessada no bem comum, não haveria pandemia. A situação chegou ao estado de morrerem muitas pessoas por dia, justamente porque muitas eram as pessoas que estavam passeando, viajando, pescando, fazendo churrasco, indo dançar... Estavam – e muitos ainda estão - se aglomerando de todas as maneiras.

Muitos diziam e ainda dizem: "Ah, mas eu não consigo ficar apenas em casa!!". Mas, esta mesma pessoa não diz: "Vou ficar em casa, mesmo sendo difícil para mim, porque a situação requer isso para o bem de todos". Está comprovado por estes seres irracionais e sem sentimento que o bem-estar do outro de nada vale. O que vale é apenas satisfazer os interesses e vontades momentâneos.

Será que alguma dessas pessoas vai se atrever a dizer que entende o objetivo da vida? Será possível que estas pessoas tenham um objetivo sério na vida? Ou o objetivo destas pessoas é apenas curtir e ter prazer com aquilo que gostam e sabem fazer? "Ah, mas cada um faz o que quer", dizem alguns idiotas. Mas acontece, que todos teriam o direito de fazer o que querem, de acordo com este raciocínio.

É bem simplório pensar como no trecho acima. Mas, estas pessoas deveriam considerar que o interesse de um pode ser contrário e bem oposto ao interesse do outro. Como fazer? Deixar alguém ser prejudicado? E quanto aos conceitos de pessoa de bem, de religioso, de cristão? São apenas palavras? De acordo com estes conceitos, todos são iguais e têm os mesmos deveres e direitos. O que justifica alguém ser privilegiado?

Vive-se uma situação em que no início muitos não acreditavam na pandemia e havia dificuldade de vacina, pois o governo federal não apoiava e não apoia a vacina; atualmente, está havendo vacinação, mas há muitos políticos e pessoas influentes que estão desrespeitando a prioridade na vacinação e estão "dando um jeitinho" de serem vacinados na frente de pessoas doentes e idosas.

São muitos os exemplos de que vivemos numa época triste e desanimadora. A conclusão é triste e desanimadora, porque a maioria das pessoas é profundamente egoísta e orgulhosa, havendo casos de insensibilidade com a vida alheia por causa de dinheiro. É o caso de igrejas que fazem culto e missas, aglomerando pessoas porque precisam de dinheiro. Dizem que o Isolamento prejudica ganharem dinheiro. Religião nada tem a ver com dinheiro. E há pessoas que acreditam nisso e vão nestas igrejas.

O mal a ser combatido, o problema a ser resolvido são estas pessoas que nunca contribuíram e não contribuem para nada na sociedade, e ainda prejudicam, porque muitas delas, que deveriam dar exemplo, como o governo federal e muitos graduados e religiosos – que se dizem pessoas do bem – são na verdade pessoas que fazem esta conclusão ser "triste e desanimadora". Estas pessoas são uma vergonha para o nosso país e para o mundo.

Portanto, a situação é crítica e perigosa até o momento e a conclusão é triste e desanimadora – enfatizo novamente – porque há ainda muitas pessoas que comprovam não estarem encarando seriamente a pandemia e fazem o que querem, do jeito que querem e quando querem.

# CAPÍTULO III:


## A VIDA DE CADA UM

### 3.1. VIDA: TRABALHO, CHURRASCO E ESPERAR APOSENTADORIA. SÓ ISSO?

Por que escrever sobre isso? É importante? Nós que estamos vivendo a pandemia desde o início dela, por volta de fevereiro de 2020 até hoje, 19/2/2021, entendemos bem – alguns ainda não – a importância desta vida despreocupada.

A partir do modo de vida exposto já no título e da pandemia que estamos vivendo, questionamos novamente "Qual o sentido da vida?". Com certeza a vida não é apenas só para trabalhar, fazer churrasco e esperar a aposentadoria. Ou é? Para isso temos o cérebro, podemos pensar e refletir; há livros e bibliotecas que contam experiências de povos anteriores, o modo de pensar de culturas anteriores a nossa. Por isso é bom ler, estudar e refletir.

Quantas pessoas eu conheço e vejo que sempre viveram assim: trabalham e fazem churrasco todo final de semana. Desse modo, esperam a aposentadoria. Quando se aposentam, seguem esta rotina com mais frequência e, como elas dispõe de mais tempo, acrescentam viagens à rotina.

Parece algo inofensivo, que não pode fazer mal a ninguém. Será? Então vem as perguntas "A vida é só isso?"; "Qual o sentido da vida?". Na pandemia que estamos vivendo e muitas pessoas estão morrendo – e que muitos ainda não mudaram hábitos -, esta rotina está influenciando? Influenciando positiva ou negativamente?

Na História há vários momentos – e o que vivemos é mais um – que mostram que para a sociedade ir bem e haver justiça social (deveres e direitos iguais para todos), é necessário que haja sempre compromisso de uns para com os outros e, a vida toda. A irresponsabilidade de alguns – que são muitos – prejudica os outros que seguem as regras e orientações. Mas prejudica aos irresponsáveis e familiares também.

Muitas pessoas dizem ter religião; muitas vão vários dias a compromissos religiosos; há pessoas que vão todos os dias. Para quê? Se estas pessoas vivessem o que aprendem, haveria pandemia e estaríamos nesta situação? Quem já não ouviu dizer 'Amai-vos uns aos outros" e todos sabem quem disse isso. Mas por que não vivem de modo a seguir tal princípio?

Uma pessoa que em plena pandemia, na qual muitas pessoas estão morrendo e, por isso, órgãos de saúde e científicos aconselham o Isolamento Social e uso de máscaras, continua fazendo churrascos, viajando e passeando, pode ser chamada de 'pessoa do bem", "pessoa cristã", "pessoa religiosa"? Ou de hipócrita?

Sem dúvida, após tantos avisos ao longo dos tempos - e que muitos nunca deram atenção – estamos vivendo o momento em que "não há mais nada a esconder" e "ou fazemos o certo ou fazemos o certo". Só há estas opções. Quem não está entendendo, contribui para prejudicar a sociedade. O que vai acontecer? Quem sabe?

Portanto, é aconselhável todos nós repensarmos a rotina que temos. A vida é só "churrasco, trabalhar e esperar aposentadoria"? Comparemos esta rotina à História da humanidade e aos resultados obtidos.

## 3.2. GOSTARÍAMOS DE NÓS SE FÔSSEMOS OUTRA PESSOA?

Pergunta muito interessante, de reposta difícil. Difícil? Fácil? Ou que exige sinceridade de nós para conosco? Mas com certeza, a resposta é importante e se relaciona com o sentido da vida.

Alguns gostam de si; outros certamente não. Quando estamos fazendo o que deve ser feito, nós sabemos, e quando estamos enganados e errados, vivendo irresponsavelmente, também sabemos.

Por que esta pergunta é relacionada ao sentido da vida? Se nós não gostamos de nós e sabemos que não somos o que deveríamos ser, nossa vida tem sentido? E se não gostamos de nós mesmos e não vemos sentido em nossa vida, gostaremos das outras pessoas? Vamos nos importar com a vida das outras pessoas? Veremos sentido em que a nossa vida e a dos outros estão relacionadas?

Então, é importantíssimo descobrirmos o sentido da vida!! Tão importante que estas questões já foram feitas bem antes de mim. São preocupações de muitos filósofos e estudiosos da mente humana há tempos. Não me interessa ficar fazendo referências bibliográficas e sim, despertar a curiosidade das pessoas para as questões, devido à importância do assunto, que inclui o bem-estar de cada um. Despertar a consciência de cada um a partir de raciocínios lógicos.

Somos quem dizemos ser? Com certeza, não!! E é facílimo provar!! Como uma pessoa que vive em igrejas, centro espíritas ou templos religiosos – e deveria viver o que aprende – se comporta de modo a que uma pandemia mate milhares de pessoas? E é bom mesmo que fique com a consciência pesada, pois é sinal que você tem o mínimo de caráter. Se não ligar, é sinal de que você não possui valor como ser humano.

Se alguém ler este texto – e os outros – e achar que estou sendo muito duro, muito ríspido, pesquise melhor esta pandemia e o que aconteceu e como as pessoas se comportavam. Pesquise o que as pessoas diziam ser e o que na verdade faziam e como faziam. Será que há muitas pessoas boas no mundo? Eu não acredito. Neste momento, não. Em nossa época não.

Enfim, somos quem somos, mas podemos continuar sendo quem somos ou não, o que determina se gostamos de nós ou não. E é possível responder a isso. Vamos refletir.

### 3.3. COMO E COM QUEM DECIDIMOS VIVER? POR QUÊ?

A pergunta acima define o objetivo de vida das pessoas, e portanto, o sentido que cada um vai dar à própria vida, e consequentemente, à vida dos outros.

Todos nós temos uma infância, na qual somos guiados e sustentados por nossos pais. Há um momento na vida, quando somos mais adultos – nem todos – que temos de decidir qual o caminho a seguir: como e com quem viver? E por quê?

A resposta a esta pergunta mostra nosso caráter; se nossa preocupação é apenas nos divertirmos; se nossa preocupação é estarmos ao lado de uma pessoa que possa nos proporcionar luxo e facilidades financeiras, viagens caras pelo mundo todo... Faço questão de lembrar que nada disso é útil numa pandemia como a que estamos vivendo. Tomara que todos estejam repensando os conceitos.

Quantas pessoas, tanto homens como mulheres, decidem viver com alguém porque é muito bonito fisicamente; outros escolhem porque são mais novos; são todas escolhas irresponsáveis, pois não consideram o mais importante, as qualidades de caráter, os sonhos de contribuir para uma sociedade melhor e para o bem das pessoas.

Como alguém que escolhe "pela beleza física", pode depois reclamar do caráter da pessoa? Caráter não foi um critério considerado no momento da escolha. Uma pessoa que fez a escolha de alguém pelo fato de ter dinheiro e viver para ganhar dinheiro, pode reclamar de não ter atenção? O objetivo da outra pessoa sempre foi ganhar dinheiro e não amar, cuidar e dar atenção.

São escolhas que mostram quem são as pessoas que fazem as escolhas, porque cada um faz as escolhas de acordo com o que acha importante. Porém, a maioria tem muita dificuldade em assumir que fez a escolha errada. Muitos não assumem, porque são orgulhosos demais para reconhecerem que fizeram escolhas erradas.

Porém, numa época de pandemia, como a que estamos vivendo, as escolhas podem definir quem morre ou não, e pode ser pessoa próxima ou não de quem faz as escolhas. Podem ser amigos, conhecidos ou pessoas da própria família ou de outras famílias, de pessoas que nem conhecemos. Mas se somos pessoas de bem, devemos querer o bem de todos da sociedade.

Enfim, fiquemos todos atentos às escolhas que fazemos: como e com quem decidimos viver e por quê. Todas as escolhas têm consequências, que em muitas situações podem significar a morte. Vamos refletir.

## 3.4. QUEM DEVERÍAMOS SER

## E POR QUÊ?


Todos nós decidimos num dado momento e ao longo da vida "Quem vamos ser e por quê?"; mas "quem deveríamos ser e por quê?" será difícil saber? Vamos refletir nisso.

Este texto pode se comunicar logicamente com o anterior ou anteriores. Uma dica é que todos os textos estão relacionados uns com os outros. Há uma lógica entre eles. Um complementa o outro e o outro complementa o um.

"Quem somos" e quem deveríamos ser" está relacionado às escolhas que fazemos, inclusive de quem escolhemos para viver conosco? Adivinhem? Difícil responder? Um exemplo simples: o que pensar de uma pessoa que se dizia religiosa, ia ao culto, ou missa, ou palestra todo dia e na época da pandemia ficava se aglomerando e fazendo tudo de maneira oposta ao recomendado pelos órgãos de saúde? Esta pessoa é quem deveria ser?

Todas as pessoas deveriam ser aquilo que dizem ser e que mostram ser pelos hábitos que possuem. Eu sempre penso: "Há tantos teóricos sobre assuntos variados; há tantos professores, sejam universitários ou não, que proferem aulas muito boas, mas para muitos são apenas aulas." Percebe-se isto na época da pandemia. Há professores que estavam indo a aglomerações e inclusive pessoas que trabalham na área de saúde, o que é mais absurdo ainda.

Falta de Conhecimento? Com certeza. Mas também falta de responsabilidade e respeito pelo próximo. Por menos Conhecimento que se tenha – há professores e médicos ruins e com pouco Conhecimento -, na situação que vivemos há muita informação disponível. Então, a conclusão é triste, como inclusive já escrevi e vou escrever de novo no final do livro.

Não se pode deixar de citar os Políticos. A palavra "Política" vem do grego e envolve assuntos públicos e ciência política, o que se relaciona com o bem-estar da população. Mas sabemos bem que a realidade é bem outra. Faço questão de citar aqui que o atual presidente Bolsonaro sempre disse ser o COVID-19 "uma gripezinha", incentivando a população a não tomar cuidados com a pandemia. E muita gente acreditava e ainda acredita no presidente. Quantos políticos não estão respeitando a ordem de vacinação e estão "furando fila"? Eles são o que deveriam ser?

É vergonhoso!! A sociedade atual, não só em Araraquara, São Paulo, Brasil, onde moro, mas no mundo todo está repleta de pessoas "que não são o que deveriam ser". O que explica isso? Eu entendo que obrigatoriamente envolve caráter, porque não ser o que se sabe que deveria ser, é uma coisa; MAS, não se esforçar para ser o que deveria ser, é outra coisa bem diferente.

Exemplos podem se multiplicar; deixo que cada um faça as reflexões. Mas é muito importante que as façam. "Quem somos" e "Quem deveríamos ser", muitas vezes, determina a vida ou a morte. Pense bem, leitor!!

# CAPÍTULO IV:


## NASCER E MORRER

## PARA QUÊ?

# 4.1 NASCI. E AÍ?

Este texto vai refletir sobre o nascer e o porquê de nascer. É importante saber isso? O sentido da vida tem a ver com isso? É sobre isso que vamos refletir.

Tudo começa ao nascer. É o que sabemos com certeza. Antes disso, não é ainda certeza. Mas, nascer, todos nascem e sabem que nascem. Há pessoas que viram o nascimento e em muitos casos há fotos e vídeos do nascimento.

Há, porém, questões difíceis, mas importantes: "por que se nasce?" "e depois do nascimento?". Já foi tratado disso em texto anterior. É só se divertir? É só churrasco? É só trabalhar para depois aposentar?

Será que estas questões se relacionam ao sentido da vida? Será que a consciência ou não do porquê de nascer se relaciona com o sentido da vida? E consequentemente, será que se relaciona com o modo de se encarar a vida numa pandemia?

Pode-se não entender o porquê de ter nascido; mas com certeza há um porquê. Será que o porquê de ter nascido se relaciona a ser irresponsável numa pandemia e contribuir para que haja centenas e milhares de mortes? Quantas pessoas perdidas há por aí!! Perdidas no sentido de que vivem sem rumo; sem saber porque vivem e o que devem fazer.

Na verdade muitas destas pessoas não tiveram orientação; o problema é que quando não se busca informação e não se respeita quem estudou e sabe o que afirma, a pessoa mostra que a questão é caráter, e não apenas falta de informação. Informação e Conhecimento se adquirem com leitura e estudo; mas quando não se quer aprender, o problema é bem mais sério: é falta de vontade de ser melhor.

Se muitas pessoas se perguntassem "Nasci. E aí?", ficariam envergonhadas. As Leis do Universo, que determinam as Leis Científicas, não dependem de nossos gostos e de nossas vontades. É o contrário. Nós temos que conhecer as leis do universo e científicas e vivermos em harmonia com elas.

Há, porém, muitas pessoas ainda ingênuas, e outras, infelizmente, com má vontade de se melhorarem, que nem ao menos consideram o Universo, a não ser o delas: são egocêntricas, embora não saibam o que é isso.

Enfim, não saber responder "Nasci. E aí?" é normal. Somos humanos e imperfeitos. O problema é não buscar respostas e viver de forma irresponsável, sem considerar as outras pessoas, e contribuindo assim para que haja mortes numa pandemia muito grave. Procurem saber mais sobre A Lei de Ação e Reação.

## 4.2 PAIS, FAMÍLIA, ESCOLA.

## PARA QUE SERVEM?

Depois do nascimento, há os pais, a família, a escola. Para que serve tudo isso? Alguém já pensou nisso? É o que vai ser tratado neste texto.

Estou relacionando todos os textos ao "sentido da vida" e ao "COVID-19". Estes aspectos ou momentos da vida vão contribuir para se pensar mais detalhadamente sobre isso. De alguma forma devem estar relacionados, mesmo que não consigamos entender. Ou será que ter pais, família, ir à escola, ir à universidade... não tem sentido algum? Cada aspecto será detalhado e separadamente vai se refletir em cada um.

Nascemos em determinado dia. Consequentemente, temos uma mãe e um pai. Para quê? Alguma finalidade tem. No decorrer da vida, tivemos muito contato com o pai e a mãe; aprendemos muito com eles: o que se deve e o que não se deve fazer. Ou como minha mãe, pode-se ter vivido pouco com o pai (ou a mãe ou dos dois). Meu avô paterno faleceu quando minha mãe tinha 9 anos de idade. Nem os filhos viveram muito com o pai.

De qualquer modo, mesmo sendo as experiências diferentes, sempre deve haver aprendizado. Se não se aprende, é por má vontade. E aprender ou não com os pais, faz muita diferença nas situações da vida. Mas, fique claro: nós somos os responsáveis por nossa vida, e não os outros.

A família pode ser considerada não apenas os pais e irmãos, mas os tios e primos. E vai longe. Sempre há aprendizado. Quando se tem 49 anos, como eu, já se viu e viveu um pouco. É possível, inclusive, escrever um ou mais livros. Para que serve ter família? Ter tios e primos? Ter para ter, porque todos têm? Mas por que todos têm e eu também?

Ter família está relacionado ao sentido da vida? Será por acaso que todos têm família? Em muitos casos a família são os amigos. Há amigos muito mais valorosos que os da família. Então, tanto a família quanto o aprendizado podem ser maiores. Pensemos nisso.

Em nossa sociedade há o hábito de ir à escola. Desde cedo, as crianças vão para para as creches, para as escolas. Por que será? Apenas por que os pais trabalham o dia todo? Infelizmente há pais assim; tiveram filhos e deixam os filhos na creche e nas escolas, enquanto trabalham.

Sabe-se, porém, que nas escolas se aprende muito, como se comportar com a natureza, com as pessoas, a importância da ciência. Na escola se aprende sobre civilizações anteriores, com os erros e acertos delas. Na escola se aprende que vírus sofre mutação, mas que vacina é necessária.

Alguns se preparam para ingressar na universidade e quando ingressam, o Conhecimento e a Visão de mundo podem se expandir muito. Mas, infelizmente, essa expansão de visão não acontece com todos, por vários motivos, como a universidade em que se estudou, mas, principalmente, pelo motivo que o aluno fez universidade.

Muitos só querem diploma. Esta falta de Conhecimento e de Visão Expandida e Ampliada faz muita falta na hora de votar e quando se vive uma pandemia, pois influi muito nas opiniões e atitudes, que podem definir, em muitos casos, a vida ou a morte.

Portanto, muito se pode aprender na vida, com os pais, com a família, com os amigos, com a escola, com a universidade e com muitas outras situações. A questão é: A pessoa quer aprender?

## 4.3 CONVÍVIO SOCIAL.

## PARA QUE SERVE?

Considera-se muito importante tratar também de "Convívio Social" e "Para que serve". Este conceito é considerado neste livro essencial e básico, por isso será desenvolvido abaixo.

Pode-se afirmar que o convívio social é uma característica humana. Nós todos convivemos socialmente de formas variadas. Neste livro mesmo, podem ser identificadas várias formas de convívio social, que já foram citadas e comentadas. E este convívio "para que serve"? Haverá relação entre o convívio social e o sentido da vida?

Novamente faço a pergunta: "Existirá algo que não tenha sentido?"; pode-se, do mesmo modo, perguntar: "haverá sentido no convívio social"? Mesmo que não compreendamos o sentido; devemos, no mínimo, saber que não é por acaso que nós, seres humanos, vivemos em sociedade.

O que explica numa pandemia séria e grave, na qual cada vez mais pessoas estão morrendo, muitas pessoas ainda estão fazendo aglomerações e desrespeitando as recomendações do governo estadual e de órgãos de saúde? Qual a explicação para as pessoas não estarem adequando os hábitos à situação da pandemia?

Todos nós convivemos socialmente. Eu convivo socialmente há 49 anos. Entendo de maneira lógica que preciso de outras pessoas faz 49 anos. Mas, parece difícil para muitas pessoas entenderem que convivem socialmente, e consequentemente precisam de outras pessoas. Isso significa que ninguém vive sozinho e que portanto, é preciso que uns cuidem dos outros. Quem não entende isso ou é muito ignorante ou é muito egocêntrico e sem caráter.

É necessário pensar na vida, refletir na vida; é necessário pensar e refletir no sentido da vida. Com certeza a vida deve ter um sentido. Ou existe alguma coisa sem sentido? Vou lembrar a reflexão do inicio do livro: "Nós fazemos parte da vida. Todos nós temos uma vida. Haverá sentido em que nós ou a vida não tenhamos sentido"? Com base neste raciocínio: haverá sentido que o convívio social não tenha sentido?

As próprias pessoas são responsáveis por aquilo que passam. Se morrem, por que morreram? Alguns afirmam que morre também quem não mereça. Será que há algo sem sentido na vida? Algo que aconteça por acaso? Se aconteceu, havia motivo, seja este ou aquele, compreendamos ou não. Se a vida tem sentido, isso faz sentido. Ou haverá algo sem sentido? Se assim fosse, nem nós nem a vida temos sentido também.

Enfim, o convívio social deve ser motivo de reflexão cada vez maior. É ele a chave para todas as questões, pois todas elas envolvem convívio social. Se houver mais harmonia no convívio social, a sociedade será mais harmônica. Faz sentido?

## 4.4 MORRI. COMO SEREI LEMBRADO?

### SEREI LEMBRADO?

Este texto, último do capítulo IV, anterior apenas à conclusão do livro, é muito importante, pois a morte de uma pessoa diz muito sobre a vida dela. Faz sentido?

A morte é importante? É importante dependendo da maneira como se viveu, pois assim se sabe se foi alguém útil ou inútil para a sociedade. Há pessoas que apenas vivem; outras convivem e há aquelas que contribuem para alguma coisa.

Há pessoas que não pensam em nada, nem na morte. Outras sempre pensam, inclusive na morte, porque querem deixar algum legado, algum exemplo, algum ensinamento, para que gerações futuras aprendam com nossos erros e acertos e não cometam as mesmas idiotices. Muitos de nós seremos lembrados, cada um de um modo.

Algumas pessoas serão lembradas pelo feito inimaginável e extraordinário de, em pleno século XXI, votar em um candidato – aqui no Brasil –, que era o mais despreparado de todos; nunca havia feito nada relevante socialmente e era corrupto também, ou seja, era o pior candidato.

Este candidato foi eleito, e quando eleito, conseguiu mostrar não apenas incompetência, mas uma total falta de caráter e insensibilidade humana, pois em plena pandemia dificultou – pasmem – a divulgação correta de orientações e foi exemplo daquilo que não se devia fazer.

E houve e há ainda pessoas que apoiam este governo e alguns querem reeleição. Pessoas que votaram na falta de propostas - além disso, ele não foi a debates - mas pessoas votaram e deram vitória a ele. Como será lembrado este presidente corrupto, que apenas beneficiava a própria família e deixava o povo à míngua? E quem votou nele e ainda o defende, como serão lembradas estas pessoas? É vergonhoso isso!!

Como serão lembradas as pessoas que em plena pandemia fazem churrascos, fazem festas, vão passear, vão se aglomerar? Estas pessoas são as que negam a Ciência, como o presidente. Normalmente estas pessoas não têm uma formação acadêmica boa, embora alguns tenham diplomas, médicos, professores, ... Mas diploma não significa muita coisa. A prova disso é que muitos deles votaram no Bolsonaro, que é a favor da Ditadura. Serão lembrados por não conhecer História.

Como serão lembradas, quando morrerem, as pessoas que nunca quiseram estudar, mas se achavam no direito de discutir com professores e cientistas? E queriam estar certas. Ou seja, estamos vivendo numa época em que quem não estuda, acha que sabe mais que aquele que estuda. Vota no Bolsonaro e acha que tem razão, acha que Ditadura vai resolver a situação. Mas não sabe o que é Ditadura, pois nunca estudou. Critica o Socialismo, é a favor do Capitalismo, mas não sabe o que é uma coisa nem outra.

É a "imbecilização" da sociedade. Não sei se esta palavra consta em dicionários sérios. Se não consta, eu criei e a dedico a quem merece. E quem merece, sabe que dedico a eles. Será difícil entender que quanto mais imbecis são as pessoas, mais imbecil é a sociedade? Faz sentido? O sentido da vida é ser imbecil? Já pensou: "aqui jaz o maior imbecil de todos os tempos"!! Há muitos candidatos. Vai dar briga.

A conclusão e a reflexão é que todos nós – ou muitos de nós - seremos lembrados depois de nossa morte. Mas cada um de um jeito, alguns, positivamente e outros, negativamente. Eu sei como quero ser lembrado. E você, leitor?

**CONCLUSÃO:**

**O SER HUMANO É UMA TRISTE COISA**

Enfim, chegou-se ao último texto do livro. E que título: "O Ser Humano é uma Triste Coisa"!! Este é o alerta que se quer deixar para as gerações futuras.

Primeiramente, quero enfatizar que "o ser humano ser uma triste coisa" é muito leve ainda; o ser humano é medíocre e decepcionante até este momento, 21/2/2021, quando escrevo. Vivemos numa época em que há muita tecnologia, muitas doutrinas (religiosas, filosóficas, científicas, políticas...) e muitas teorias sobre tudo. Mas, a vivência é zero, inclusive por parte daqueles que divulgam a teoria.

Ao longo da História, vários alertas foram dados de que havia necessidade de se ter uma vida responsável, pois, de um modo ou de outro, haveria consequências. Alertas religiosos, filosóficos, científicos... Mas a maioria não se importou. Continuou "aproveitando a vida" e "curtindo a vida", mesmo que para isso fosse necessário destruir a natureza e a vida de outros seres humanos.

Acham que estou sendo trágico? O que o Capitalismo faz com as nossas vidas? O que os ricos fazem com os pobres? Por que há ricos e pobres? Há relação entre ricos e pobres? Foi preciso vir uma pandemia e mostrar que o dinheiro está acima da vida das pessoas; por isso, não é apenas triste, é medíocre e decepcionante.

Mas ainda há pessoas que não entenderam. Eu não entendo estas pessoas; faço esforço para entender, mas não entendo. Como alguém não entende que prejudicando a vida dos outros, sendo egoísta, prejudica a própria vida? Para mim isto é lógico, mas para muitos não é.

Vamos refletir em alguns exemplos. Há muitos cristãos por aí; pelo menos pessoas que se intitulam cristãs; mas são? Quem é cristão, faz o que Jesus ensinou e exemplificou. Como pode um cristão, apoiar ditadura, comércio e venda de armas? Como pode um cristão votar num candidato que vai beneficiar apenas a ele e família? Como pode um cristão fazer aglomeração e contribuir para o alastramento de uma pandemia e consequentemente, muitas mortes? E o "amai-vos uns aos outros"?

O raciocínio acima vale não apenas para seguidores, mas principalmente para dirigentes e orientadores religiosos, os quais são os responsáveis pela divulgação dos conceitos e dos princípios orientadores. Quem segue mal é porque há mal orientador – há exceções -, repito: exceções; mas o princípio é este. Quem orienta, é responsável pelo resultado; se não totalmente, em grande parte.

Algo que eu nunca entendi: todos sabem que fumar faz mal; mas muitas pessoas fumam, inclusive, pessoas da área de saúde. Muitos estão salvando vidas? Claro!! Mas há muitos da área de saúde que estão ainda aglomerando, fazendo churrascos, muitos iam a bailes; talvez ainda estejam indo.

Os políticos não podem ficar de fora. O dinheiro e o poder justificam tudo. Inclusive morte de pessoas. Muitos querem benefícios e vantagens; se para isso, tiver que morrer pessoas, que mal há?

Por tudo isso, a nossa sociedade é triste, medíocre e decepcionante. Acrescento que nossa sociedade está apodrecendo. Muitas pessoas que aqui vivem são podres por dentro; elas apenas têm o exterior bonito, mas o interior é podre. Não se sabe quando e nem como, mas haverá mudanças. Estamos vivendo esta necessidade.

Enfim, vivemos numa sociedade hipócrita, sociedade muito bonita e apresentável fisicamente e teoricamente; mas na prática e nos exemplos, uma sociedade medíocre e decepcionante. Espero e confio na Lei da Evolução para que o futuro seja melhor, com pessoas melhores.

**LISTA DOS 28 E-BOOKS**

**PUBLICADOS POR MIM**

**NA**

**PLATAFORMA AMAZON:**

======

**1.** TEXTO CIENTÍFICO, MONOGRAFIA, TCC

https://www.amazon.com.br/dp/B013VW2TFW

====================

**2.** LÍNGUA PORTUGUESA:

HISTÓRIA E NOVA ORTOGRAFIA

http://www.amazon.com.br/gp/product/B0195K8AK2

======================

**3.** LÍNGUA PORTUGUESA:

HISTÓRIA, COMUNICAÇÃO,

REDAÇÃO E INTERPRETAÇÃO

https://www.amazon.com.br/dp/B019EE5NLS

=============================

**4.** MEUS POEMAS DE 1992 ATÉ 2016: SUAS SETE CATEGORIAS,

COMENTÁRIOS E REFLEXÕES

https://www.amazon.com.br/dp/B01C2Z8MAA

==================

**5.** REFLEXÕES SOBRE DECEPÇÕES E DESILUSÕES

EM NOSSAS VIDAS:

CAUSAS, CONSEQUÊNCIAS, SOLUÇÕES

https://www.amazon.com.br/dp/B01I0HW6R4

=====================

**6.** REFLEXÕES SOBRE

POLÍTICA E POLÍTICOS; EDUCAÇÃO E EDUCADORES

E A SOCIEDADE

https://www.amazon.com.br/dp/B01L0E40IM

==========================

**7.** "RELACIONAMENTOS: HOMENS E homens; MULHERES E mulheres"

https://www.amazon.com.br/dp/B01LZE9QBP

============================

**8. "RELATIONSHIPS: MEN and men; WOMEN and women"**

https://www.amazon.com.br/dp/B01M723EYD

=============================

**9. "REFLECTIONS ON THE DISAPPOINTMENTS AND THE DISILLUSIONS IN OUR LIVES: CAUSES, CONSEQUENCES, SOLUTIONS" (ENGLISH EDITION)"**

https://www.amazon.com.br/dp/B01N7BQA7N"

================

**10. "REFLECTIONS ON POLITICS AND POLITICIANS; EDUCATION AND EDUCATORS**

**AND SOCIETY"**

https://www.amazon.com.br/dp/B01N0WVG7J

========================

**11.** "SOCIEDADE DAS IDEIAS: INFORMAÇÃO OU CONHECIMENTO, UTOPIA OU REALIDADE?"

https://www.amazon.com.br/dp/B01MRBUNYF

==========================

**12. "SOCIETY OF IDEAS:: INFORMATION OR KNOWLEDGE, UTOPIA OR REALITY?" (English Edition)**

https://www.amazon.com.br/dp/B06WWBBX8P

====================================

**13.** "MULHERES GUERREIRAS:

pessoas comuns, mas especiais"

https://www.amazon.com.br/dp/B06XT738GX

===========================

**14. WARRIOR WOMEN:: COMMON, BUT SPECIAL PEOPLE (English Edition)**

https://www.amazon.com.br/dp/B071NHQPBR

===============

15. SOCIEDADE DE IDIOTAS: por quê?

https://www.amazon.com.br/dp/B0728FLC46

=======================================

**16. SOCIETY OF IDIOTS: why?**

https://www.amazon.com.br/dp/B072KJ5VB5

======================================

**17.** RETÓRICA E VERDADE:

**22.** MEUS POEMAS II:

DE 2016 A 2019 – 30 POEMAS

https://www.amazon.com.br/dp/B07SRJBHVD

============================

**23.** DEMOCRACIA, CRISTIANISMO, SOCIALISMO, COMUNISMO, CAPITALISMO, PESSOAS DE BEM E O BEM-ESTAR DA SOCIEDADE: essência e relação (O POVO PRECISA SABER)

https://www.amazon.com.br/dp/B07XMDTQX5

============================

**24.** A ESSÊNCIA E A RELAÇÃO ENTRE

O SER HUMANO E O ÓBVIO

https://www.amazon.com.br/dp/B082FKWKQJ

==========================

**25.** RELATIONSHIP AMONG:

EXISTENTIAL ISSUES

IGNORANCE AND WISDOW

SUFFERING AND HAPPINESS

https://www.amazon.com.br/dp/B086R237KH

=====

**26.** ELEIÇÃO E VOTAÇÃO:

sistemas políticos e econômicos, candidatos e eleitores

https://www.amazon.com.br/dp/B08PDH7M4V

===========

## 27. MENSAGENS PARA REFLETIR III: 31 TEXTOS REFLEXIVOS

https://www.amazon.com.br/dp/B08QD3ZYHD

===========

## 28. MENSAGENS PARA REFLETIR IV: 32 TEXTOS REFLEXIVOS

https://www.amazon.com.br/dp/B08QZNJBBD

======

## 29. O SENTIDO DA VIDA

## LOGO ESTÁRÁ POR AÍ.

LIVROS TRADUZIDOS PARA O INGLÊS: 8

Contato (Esclarecimentos):

+551699779-4717

Vivo e Whatsapp